Valoración Pre-Operatoria en Hospitales y Clínicas de Baja Complejidad

Dr. Fernando Martín Correa

DEDICATORIA

"Mi gratitud a todos mis maestros que me enseñaron con el ejemplo a desempeñarme como anestesiólogo y especialmente a mi familia que son la razón de mi vida".

CONTENIDO

AGRADECIMIENTOS

Mi agradecimiento a mis padres, que son el ejemplo a seguir y que me inculcaron sus valores; a mis hermanos que los amo así tal cual son, verdaderos, con corazón de oro y alma transparente; a mis suegros y cuñados que son también la familia que está siempre incondicionalmente en las buenas y en las malas; a la abuela Sofía que sigue fuerte como un roble y por último y con todo mi corazón, a mi adorada esposa e hijo, que son el faro que iluminan con su sonrisa toda la inmensidad, que me hacen feliz, y que gracias a ellos soy el hombre más feliz de la tierra.

1 INTRODUCCIÓN

La valoración pre-operatoria es una parte importante de nuestras actividades como médicos.

Los anestesiólogos han tomado el liderazgo para definir el método óptimo y de mayor eficacia respecto al costo para la valoración pre-operatoria, incluso la creación de sistemas que permitan a los pacientes presentarse a cirugía en contextos intrahospitalario y ambulatorio en la mejor situación y con suficiente información disponible para brindarles la mayor calidad en la atención.

La primera preocupación es la seguridad del paciente y comprobar que la complejidad de la actividad no afecte la atención del mismo.

La segunda es la integridad física y operativa del sistema. En que tendrán lugar esos hechos.

La American Society of Anesthesiologist (ASA) tiene una larga y respetada trayectoria por su trabajo en el establecimiento de estándares, guías, parámetros para el ejercicio y recomendaciones.

No hay una definición formal del ASA en los diferentes tipos de ejercicio profesional: como empleado en un hospital de alta complejidad o de baja complejidad.

La valoración pre-operatoria es el elemento esencial y de comienzo del procedimiento anestesiológico del paciente.

El tipo de ejercicio profesional, en hospital de baja o de alta complejidad no deberá afectar la calidad de la valoración pre-anestésica, de acuerdo en que ámbito se encuentre, el profesional deberá hacer uso de sus capacidades para evaluar al paciente y el procedimiento quirúrgico a realizarse pero sin disminuir la calidad de la atención en un paciente dado.

El ejercicio profesional en hospitales y clínicas de baja complejidad deberá ser más sensible a temas relacionados con el personal (disminuido con respecto al de alta complejidad) y la satisfacción del paciente.

El objetivo de este libro es determinar la importancia de la valoración pre-operatoria del médico en hospitales y clínicas de baja complejidad, teniendo como preocupación la seguridad anestésica a brindar al paciente y comprobar que la complejidad de la actividad no afecte la atención del mismo.

2 TIPOS DE EJERCICIO PROFESIONAL

EJERCICIO EN HOSPITALES DE MAYOR COMPLEJIDAD

En general los médicos anestesiólogos se relacionan con las principales instalaciones hospitalarias y centros de atención polifacéticos en las que profesionales de distintas especialidades están presentes con disponibilidad inmediata de asistencia diagnóstica, terapéutica, de interconsulta y recuperación del paciente.

Es probable que los pacientes más graves requieran un apoyo mayor del disponible.

El personal está formado por residentes, técnicos y licenciados en anestesia y médicos anestesiólogos (a razón de 2 o más) y de guardia 24 horas.

Parte de la función del médico es enseñar a residentes a investigar nuevas técnicas anestésicas aplicadas dentro y fuera del hospital.

La relación laboral con la institución puede variar desde un contrato con la universidad, hospital o clínica, de manera que la situación del médico es la obtención de la remuneración mediante un salario mensual.

Las ganas de instaurar cambios dentro del hospital variará según la fuerza política y económica compitiendo con otros servicios o departamentos por fondos, materiales, monitores, etc.

EJERCICIO EN HOSPITALES DE MENOR COMPLEJIDAD

Los médicos anestesiólogos pueden trabajar en cualquier tipo de institución pero generalmente lo hace en centros de cirugía ambulatoria o de menor envergadura y de menor sub-especialización que el ejercicio en hospitales de mayor complejidad.

Los métodos auxiliares de diagnóstico son más elementales: radiología, electrocardiografía y análisis de sangre y orina muy generales, y tienen un apoyo mínimo en cuanto a interconsultas con distintos profesionales, asistencia diagnóstica y terapéutica y de recuperación.

Los procedimientos quirúrgicos y anestésicos por lo general son más limitados y menos riesgosos para los pacientes.

La gravedad del enfermo puede ser menor por opción, incluyendo solo a los pacientes ASA 1 Y 2[1] y la derivación de pacientes de casos más complejos a un hospital o clínica de mayor complejidad.

El personal puede ser sólo un médico, un médico y un licenciado o técnico en anestesia y en raras ocasiones, un médico y dos licenciados o técnicos en anestesia con mayor espacio a la falta de personal por insalubridad de la misma.

Hay menos presupuesto para el servicio de anestesia, ya que el hospital da prioridad a otros servicios más solicitados y elementales como clínica médica, pediatría, salud pública, etc.

Tabla 1- Clasificación de la Sociedad Americana de Anestesiología de los pacientes quirúrgicos[1].

ASA 1	Normal. Paciente saludable.
ASA 2	Enfermedad sistémica leve. Limitación no funcional.
ASA 3	Enfermedad sistémica severa. Limitación funcional definida.
ASA 4	Enfermedad sistémica severa que amenaza constantemente a la vida
ASA 5	Paciente moribundo con pocas probabilidades de sobrevivir en 24 horas con o sin cirugía.
ASA E	Cualquier paciente que requiere una cirugía de emergencia.

3 COMPONENTES PARA LA RECOMENDACIÓN DEL EJERCICIO ANESTESIOLÓGICO

FACTORES DEL PACIENTE

Se identifican varias áreas.

El punto principal son los pacientes mismos y su salud médica general. Esta valoración se nutre de elementos convencionales como anamnesis y exploración física dirigida, prueba y consulta indicadas pertinentes, y formulación del plan de anestesia si se decide la operación en ese centro hospitalario.

ADMINISTRACIÓN DE RECURSOS

Un área identificada específicamente fue la administración óptima de recursos, que queda en la categoría general de oportunidad de pruebas pre-operatorias.

Esta sección considera que había otros factores, como situación demográfica, situación clínica del paciente e inclusive situación socio-económica y naturaleza y situación actual del servicio de salud que rigen en el momento en que debe realizarse la valoración pre-anestésica.

También fue identificado el tipo y grado de invasividad del procedimiento y riesgo médico para el paciente impactado por el proceso de valoración.

GRADO DE INVASIÓN DE LA CIRUGÍA Y GRAVEDAD DE LA ENFERMEDAD

Dos grupos son fácilmente distinguibles de invasividad quirúrgica: alto y bajo.

Y de gravedad de la enfermedad: alta y baja; para generar una valoración.

Cae de maduro que los pacientes con un proceso de alta invasividad quirúrgica y una enfermedad muy grave deben ser atendidos en algún momento antes de la cirugía.

En la otra punta del espectro están los pacientes con bajo grado de invasividad quirúrgica y baja gravedad de la enfermedad que solo requieren ser vistos el día de la cirugía[2].

La consecuencia de esto es que la intensidad de la atención debe ajustarse al reto fisiológico anticipado de la cirugía (cirugía neurológica en comparación con un quiste sebáceo en el brazo) o la fisiología subyacente del enfermo (por ejemplo: angina inestable en comparación con hipertensión mínima tratada).

Se tiene que tener la capacidad para discernir y clasificar a los pacientes con tal de proveerles la mejor atención médica posible.

4 IMPACTO DEL TAMAÑO

INSTALACIONES DE ALTA COMPLEJIDAD

Un centro muy grande muy probablemente justificará una clínica de valoración pre-anestésica formal.

Hay una gran carga de casos a menudo complejos.

La combinación de muchos pacientes, el alto grado de invasión quirúrgica y gravedad de cada paciente representan cada uno un factor que genera confusión.

Hay un incremento geométrico en el riesgo de retraso.

Los retrasos pueden ser superados al cambiar otros casos hacia el tiempo disponible pero aún esto altera al sistema y al individuo.

Es probable que el centro tenga mucho personal trabajando en múltiples sitios, lo que incrementa la posibilidad de que los miembros del personal estén disponibles en forma regular para formar parte de una clínica de valoración pre-anestésica.

Una instalación grande tendrá mayor amplitud de personal de quirófano a toda hora y de esa forma es más fácil acomodar los retrasos.

INSTALACIONES DE BAJA COMPLEJIDAD

Una instalación pequeña es más vulnerable a los retrasos y posposiciones que una grande porque hay menos opciones para llenar el tiempo no usado.

Puede haber menos personal disponible, en particular "después de horas".

Vacaciones o enfermedad quizá impacten de manera adversa la disponibilidad de la cobertura.

Sin embargo, es razonable suponer que en una instalación pequeña es menos probable que se realicen procedimientos más complejos a pacientes de alto riesgo y por tanto se reducirá el número de posibles causas de retraso.

En instituciones pequeñas es más probable que el retraso se relacione con problemas del personal debido que a menudo se espera que el personal trabaje tiempo adicional para cubrir retrasos.

5 REQUERIMIENTOS DE VALORACIÓN PRE-ANESTÉSICA

Estándares y guías de ASA[3-4] requieren que el paciente se someta a valoración pre-anestésica.

No definen el momento en que se debe realizar tal valoración, pero identifican que el anestesiólogo es responsable de esta parte de la atención peri-anestésica.

Tal vez el momento oportuno para la valoración pre-anestésica sea el elemento más crítico para una eficaz administración de atención.

Una medida no se ajusta a todas las situaciones ni debe hacerlo.

Una parte importante del Practice Advisory for Preanesthesia Care se refiere al momento oportuno, como se mencionó anteriormente.

FACTORES DE LA VALORACIÓN PRE-ANESTÉSICA

La valoración pre-anestésica es un ejercicio de comunicación con el paciente y de coordinación de recursos administrados de la manera más eficaz respecto al costo que sea posible.

Es una pequeña práctica comunitaria, sobre todo donde la atención anestésica solo es dada por médicos, encontrar un momento oportuno para valorar al paciente puede ser difícil.

A los pacientes no les gusta esperar hasta el final del día, sobre todo si tuvieron una cita en la mañana con el cirujano.

Los recursos "después de hora" como los de laboratorio de diagnóstico, quizá no estén disponibles excepto si se requieren de urgencia.

Cuando se necesita otra información, la oficina o el departamento hospitalario del médico pueden estar cerrados, lo que requiere posponer el procedimiento, obtener la información más cercana de la cirugía y esperar que no haya problemas mayores o repetir una prueba que pudo haberse hecho apenas un par de semanas antes.

La alternativa que el anestesiólogo valore a pacientes durante sus horas de trabajo normales tal vez tampoco sea práctica.

El médico no puede valorar a los pacientes que esperan cirugía a no ser que trabaje en equipo.

El ver pacientes en forma regular y predecible entre casos dará lugar al apresuramiento del proceso y retraso del quirófano, lo que provocará que todos estén enojados con el anestesiólogo.

En el ejercicio profesional en hospitales de baja complejidad generalmente el grupo que ejerce la anestesia es pequeño o unipersonal, la cancelación o retraso de casos tiene relación directa no sólo con el ingreso sino con la calidad de vida si los casos retrasados se realizan en forma subsecuente más tarde a los proveedores de servicios, cirujanos, personal de quirófano, personal de limpieza y esterilización, entre otros, que son necesarios para la atención peri-operatoria.

Además, la familia puede disgustarse, sobre todo si la causa del retraso era evitable.

Estas situaciones alientan la formación de un proceso eficaz para valoración pre-anestésica de pacientes.

EL CAMINO

La valoración pre-anestésica requiere la interacción de varios grupos diferentes: cirujano, anestesiólogos, clínicos, otros médicos, enfermeras, servicio de laboratorio y diagnóstico, y de administración.

Todas estas acciones tendrán lugar alrededor de una persona, el paciente.

Estas actividades pueden darse en forma seriada, aunque no necesariamente respetando la misma secuencia siempre.

Vías y secuencia de interacción deben optimizarse y pueden variar según cada entorno específico, pero deben ser atendidas.

PROBLEMAS DEL PACIENTE

Lo que a menudo no se considera es el impacto de estas múltiples visitas o entrevistas en el paciente y sus mecanismos de apoyo.

Por ejemplo, si un paciente debe acudir al Hospital Regional de Caacupé (de baja complejidad) para cirugía, y vive en Arroyos y Esteros, le llevará en el mejor de los casos 4 a 6 horas llegar al nosocomio.

En el caso de una entrevista de 15 minutos a la mitad del día, perderá todo el día, incluso dos días si la atención es restringida por orden de llegada con los costos del viaje relacionados cuando se está fuera del hogar, y representan una carga importante.

Otras preocupaciones como tomar tiempo del trabajo, pérdida de ingresos en el caso de los que trabajan por cuenta propia, disponer de cuidado de niños o adultos, arreglar transporte, hospedaje y comidas u otros elementos deben considerarse para determinar "el costo" general de la valoración pre-anestésica.

La conservación de recursos va más allá del entorno hospitalario o de quirófano inmediato, y debe incluir los costos para el paciente.

PERSONAL

Este es el elemento fundamental.

Aún el más pequeño entorno quirúrgico se beneficiará de contar con un sujeto cuya tarea sea coordinar el proceso pre-operatorio, sobre todo si es una persona comprometida.

El tiempo que dedique a su trabajo variará según la carga de trabajo, así como el número de empleados.

Una institución pequeña solo requerirá un individuo cada 24 horas.

El coordinar las citas (laboratorio, entrevistas) de tal forma que los pacientes no deban hacer múltiples visitas sólo puede mejorar el proceso.

Es poco probable que en éste contexto de ejercicio profesional se lleven a cabo procedimientos de alto riesgo o en pacientes de alto riesgo.

Así el anestesiólogo puede ver en forma más segura más pacientes el día de la cirugía con baja probabilidad de cancelación o retrasos por razones médicas.

Se necesita un mecanismo para permitir valoración por el anestesiólogo en casos cuestionables o si el paciente desea especialmente hablar con un anestesiólogo en particular.

En hospitales de baja complejidad tal vez el individuo que coordina la entrevista pre-anestésica tenga responsabilidades con otros proveedores.

Por ejemplo, quizá deba cotejarse la anamnesis y exploración física, expediente de consultorio, rayos X, colpocitología y estudios de cuello uterino, etc.

*Anécdota: Cierto día, estaba un paciente en quirófano para una extirpación de un lipoma con anestesia local. El lipoma era grande y el cirujano lo hace llamar al técnico de anestesia de guardia y le dice: "Juanito, hazle un Ketalarcito (un poco de ketamina para que el paciente se quede quieto), el técnico hace lo pedido por el cirujano y éste sigue operando…a los 10 minutos el paciente se vuelve a mover y el cirujano repite: "Juanito, hazle un Ketalarcito, el técnico le hace el Ketalarcito y el cirujano sigue operando…pasan unos minutos y el paciente se da vuelta y le dice: "Juanito, házme un Ketalarcito por favor!".

Fernando Martín Correa

6 METODOLOGÍAS PARA LA DETECCIÓN

Un elemento importante de la valoración pre-operatoria es una "revisión por sistemas" tipo cuestionario.

En la entrevista cara a cara, la mayoría de los médicos tienen varias preguntas dirigidas que utilizan para averiguar si el paciente sufre otras enfermedades, no necesariamente relacionadas con el procedimiento quirúrgico, que pudieran repercutir en la atención anestésica.

Esto se formaliza mediante un cuestionario escrito, que puede ser llenado por el paciente o por el entrevistador y que se adecue al idioma del paciente.

El enviar cuestionarios a los pacientes antes de la entrevista, por ejemplo en la sala de espera, puede ayudar a reunir información como qué medicamentos toma el paciente y qué alergias ha sufrido, así como procedimientos previos, antecedentes de hipertermia maligna familiar, sobre todo si se trata de un anciano o requiere la ayuda de otra persona.

Cuestionario de valoración pre-operatoria[5].

Edad:	Peso:	Altura:	Sexo:

Alergias	Medicación que recibe	Cirugías que le han practicado
1-	1-	1-
2-	2-	2-
3-	3-	3-
4-	4-	4-

		SI	NO	COMENTARIO
¿ALGUNA VEZ LE PRACTICARON ANESTESIA?				
¿TUVO USTED ALGÚN PROBLEMA CON ELLA?				
¿ALGÚN FAMILIAR LOS TUVO?				
¿FUMA? ¿CUÁNTOS POR DÍA? ¿CUÁNTO HACE?				
¿TIENE TOS?				
¿EXPULSA ALGO CUANDO TOSE?				
¿TUVO O TIENE ASMA?				
¿HA TENIDO PROBLEMAS PARA RESPIRAR?				
¿SUBE ESCALERAS SIN QUE LE FALTE EL AIRE?				
¿LE HA FALTADO EL AIRE ESTANDO ACOSTADO?				
¿HA TENIDO ALGÚN DOLOR DE PECHO?				
¿TUVO ENFERMEDAD DE LOS RIÑONES?				
¿ALGUNA VEZ SE PUSO AMARILLO?				
¿TUVO HEPATITIS?				
¿TUVO HERNIA HIATAL O SUFRE ACIDEZ?				
¿CONSUME BEBIDAS ALCOHOLICAS? ¿CUANTO?				
¿TUVO CONVULSIONES? ¿TUVO DESMAYOS?				
¿SUFRE DOLORES DE CABEZA FRECUENTES?				
¿TUVO O TIENE ARTRITIS?				
¿SUFRE DOLORES DE ESPALDA FRECUENTES?				
¿TUVO O TIENE PROBLEMAS TIROIDEOS?				
¿SUFRE ALGUNA TENDENCIA HEMORRAGICA?				
¿ALGUNA VEZ TUVO ANEMIA?				
¿CONSUMIO ASPIRINA? ¿HASTA CUANDO?				
¿TIENE ALGUN DIENTE FLOJO O ROTO?				
¿TIENE DENTADURA POSTIZA?				
¿TIENE ALGUNA PROTESIS?				
¿TUVO ASISTENCIA PSIQUIATRICA?				

Solo para mujeres:

FUM	Método anticonceptivo

Nº de embarazos:	Nº de abortos:	Hijos nacidos vivos:	Hijos nacidos muertos:

Otros comentarios:

Consentimiento informado:

He recibido del doctor _____ la información referida a los procedimientos que se me han de practicar y a los riesgos que el mismo conlleva.

Todas mis preguntas fueron contestadas y autorizo la realización de dichos procedimientos sobre mi persona.

Nombre y Apellido:
Cédula de Identidad N°:
Dirección:
Teléfono:
Firma:

LIDERAZGO

Cualquiera que sea el método seleccionado para la valoración pre-anestésica, que variaría según las necesidades específicas y recursos de cada sitio, es necesario que el anestesiólogo esté involucrado en el proceso.

Además es importante recordar que ésta es una valoración médica y no sólo un proceso "tipo lista".

Las listas son eficientes y eficaces para verificar que un área o sistema específico no sean pasados por alto, pero la integración de la información en el plan anestésico es parte de las obligaciones médicas del anestesiólogo con el paciente.

7 INTERROGATORIO Y EXPLORACION FISICA

INTERROGATORIO

A pesar de que el paciente cuente con una historia clínica, es importante recabar información acerca de antecedentes heredofamiliares de importancia (uno de los más importantes es la hipertermia maligna), deben ser considerados los hábitos del paciente para investigar alguna farmacodependencia, tipo de anestesia recibida para evaluar una vía respiratoria difícil, y la reacción a determinados fármacos, es necesario indagar el tipo de religión ya que la paciente obstétrica está predispuesta a sangrados importantes y los testigos de Jehová, se niegan a recibir transfusiones.[6]

Los antecedentes de transfusión sanguínea y reacciones si las hubo, así como enfermedades concomitantes, cardiopatía, hipertensión, enfermedad de tiroides, etc.[7]

EXPLORACION FISICA

Se inicia con la inspección general determinando la biopatología del paciente, así como sus alteraciones, entre las que se encuentra el sobrepeso (que puede llegar hasta la obesidad mórbida) o en caso contrario la desnutrición en cualquiera de sus grados, o el edema; se determinan las facies, características de la piel, conjuntivas y mucosas, por ejemplo dermatitis, tinte ictérico, hidratación, llenado capilar y palidez, la movilidad del cuello, y las características de la tráquea deben ser verificadas, además de un examen minucioso de la cavidad oral que comprenda el grado de apertura máxima de la boca, presencia de infecciones bucofaríngeas y amigdalinas, estado de la dentadura.

Cuando se observan prótesis, en caso de ser completas, conviene dejarlas en su sitio porque mantienen la configuración anatómica normal de la boca, permitiendo un ajuste correcto de la máscara; en el caso de prótesis parciales deben ser removidas para evitar accidentes.

Para el anestesiólogo reviste especial interés valorar la vía respiratoria en el embarazo, debido a que, en esta situación la intubación difícil tiene una incidencia baja, pero significativa, siendo necesaria una evaluación de la paciente con los métodos sencillos y no invasivos que nos ayuden a anticipar los problemas que pueden presentarse.

Entre ellos se encuentran:

1- La clasificación de Mallampati modificada por Samsoon y Young.[8,9]

La cual relaciona el tamaño de la lengua con el tamaño de la cavidad oral, ésta determina el grado en que la lengua permite visualizar la orofaringe y es valorada con el paciente sentado frente al explorador, en posición erecta, la boca abierta al máximo y la lengua en protrusión máxima, sin fonación, a continuación se valora en qué grado son visibles los elementos faríngeos posteriores (figura 1).

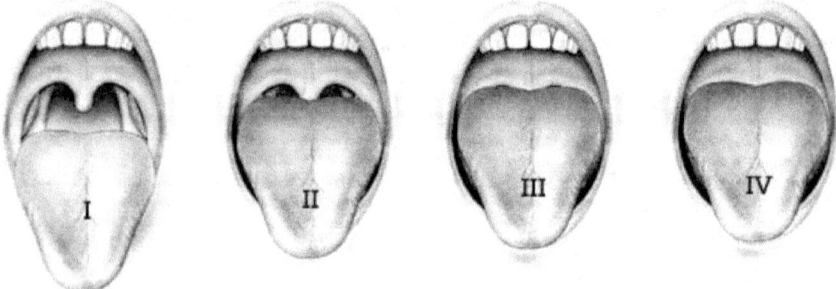

Figura 1- Clasificación de las vías aéreas superiores de acuerdo al tamaño de la lengua y estructuras orofaríngeas (Mallampati y cols.)[8,9]

La visualización de estas estructuras se relaciona con la mayor facilidad o dificultad para la laringoscopia y la intubación del paciente (tabla 2).

Clase I	Pilares y úvula visibles
Clase II	Paladar blando y úvulas visibles, pero la úvula se encuentra oculta por la base de la lengua
Clase III	Paladar blando y úvula visibles
Clase IV	Paladar blando no visible

Table 2- Clasificación de Mallampati.

2- Clasificación de Patil Aldreti

El espacio anterior de la laringe determina cuán fácilmente el eje laríngeo se alinea con el eje faríngeo cuando la articulación atlanto-occipital se encuentra en extensión.

Si la distancia tiromental es muy corta, el eje laríngeo formará un ángulo más agudo con el eje faríngeo, siendo fácil de medir con una regla o por medio del ancho del través de los dedos, esto se conoce como distancia tiromental y/o longitud horizontal de la mandíbula; la clasificación hecha por Patil Aldreti, evalúa la distancia que existe entre el cartílago tiroides y el borde inferior del mentón, estando el paciente sentado con la cabeza en extensión completa y la boca cerrada.[10]

Si esta distancia es mayor de 6,5 centímetros podría no tener problema. De 6 a 6,5 centímetros, laringoscopia e intubación difícil, pero posible. Menos de 6 centímetros, intubación imposible.

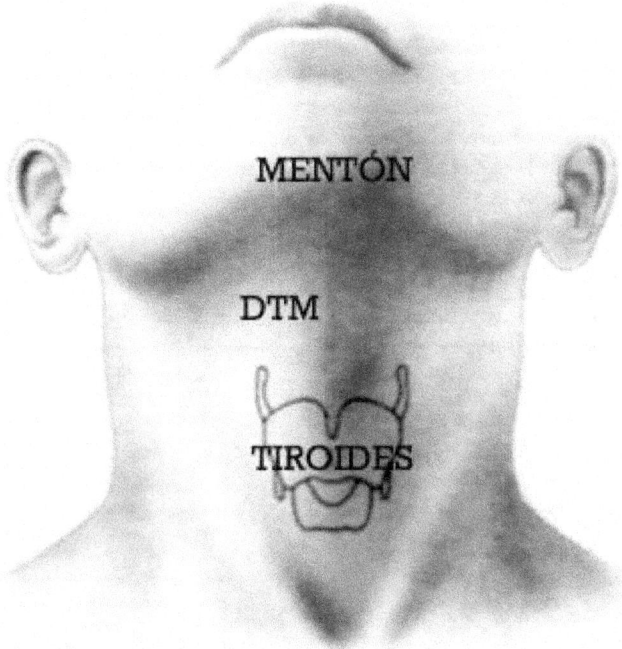

Figura 2- Distancia tiromental o tiromentoniana.[10]

3- Clasificación de Cormack-Lehane.

La visualización por laringoscopía fue definida por Cormack y

Lehane y dividida en grados.

El grado I es una visualización completa de la apertura laríngea; en grado II se visualiza solo la porción posterior de la apertura laríngea; en grado III es visualizada solo la epiglotis, y en grado IV es visualizado solo el paladar blando (figura 2).

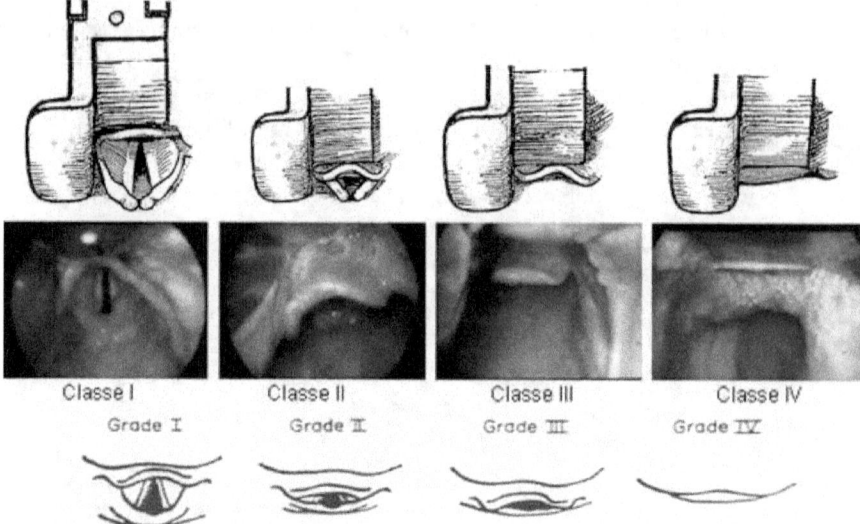

Figura 2- Grados de visualización de la apertura laríngea por laringoscopia (Cormack Lehane).[9]

Chistes médicos: "Saben alumnos cuáles son los médicos magos? (Un profesor doctor en la universidad) – No profesor, ¿cuáles? – Son los neurocirujanos y los terapistas o intensivistas. ¿Por qué profesor? – Porque los neurocirujanos transforman el reina animal en vegetal; y los intensivistas el reina vegetal en mineral…"

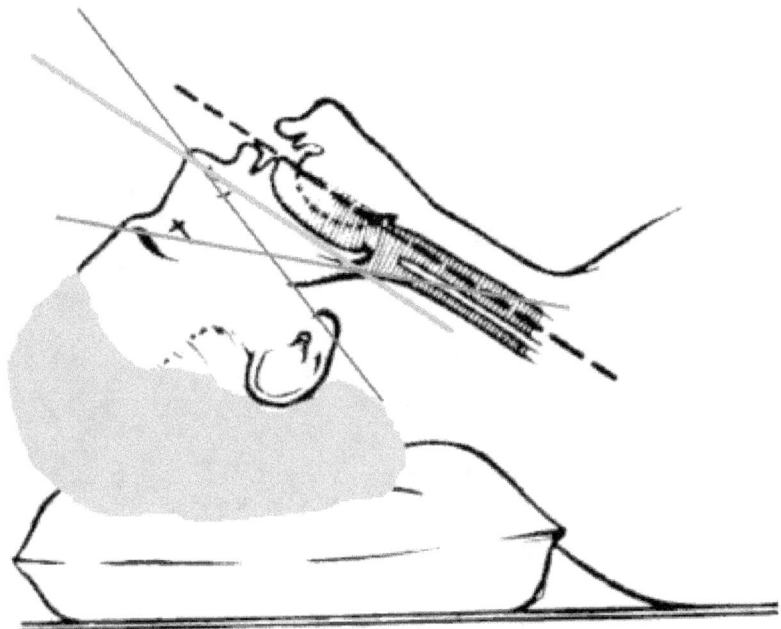

Figura 3- Alineación de los ejes de la vía aérea superior.

Se ha determinado que existen 3 parámetros que determinan la adecuada visualización de la laringe: tamaño de los incisivos superiores, posición de la laringe y tamaño de la lengua (figura 3).

La visión directa de las cuerdas vocales a la laringoscopia puede ser bloqueada por una laringe anterior; posición de la laringe (Cormack y Lehane).[13, 14]

4- Existe otro método creado por Belhause y Doré, es la evaluación de articulación atlanto-occipital, se requiere de un paciente cooperador y que no haya sufrido traumatismo cervical, ya que la extensión o la flexión del cuello puede producir lesiones cervicales.

La paciente debe sentarse con la cabeza erecta, mirar hacia adelante y extender la articulación atlanto-occipital con una mínima extensión del resto de la columna cervical, en esta posición la superficie oclusal de los dientes superiores es horizontal y paralela al piso.

Entonces se pide al paciente que extienda la articulación atlanto-occipital tanto como le sea posible y el examinador estima el ángulo que se forma por la línea que pasa por la superficie oclusal de los dientes superiores y la línea previa determinada, este ángulo[11, 12] se ha determinado que debe medir 35° (figura 4).

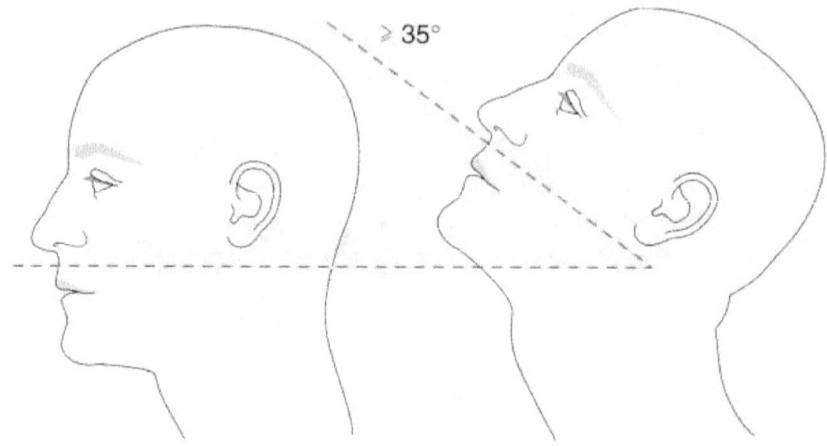

Figura 4- Método clínico para evaluar la extensión de la articulación atlanto-occipital (Belhause y Doré).[11, 12]

Cualquiera de las opciones anteriores puede ser utilizada para determinar si existirá dificultad para la intubación.

LA EXPLORACION CARDIO-RESPIRATORIA

La exploración cardio-respiratoria incluye inspección del tórax, para determinar la forma, volumen, estado de la superficie y movimientos, siguiendo con la auscultación de campos pulmonares para identificar fenómenos acústicos agregados así como la disminución del murmullo vesicular, se continúa con la exploración del área cardíaca auscultando frecuencia, intensidad y ritmo de los ruidos cardíacos, fenómenos agregados en los focos de exploración del sistema valvular para detectar ruidos anormales, así como la presencia de soplos de flujo sistólico.

Radiológicamente se puede ver la sombra cardíaca, así como también imágenes patológicas de la aorta y/o desviaciones o estenosis traqueales.

De cualquier manera, sea conocida o desconocida la enfermedad cardiovascular, existe una serie de síntomas y signos que han adquirido gran valor predictivo para complicaciones cardíacas en las pacientes que van a ser operadas como es el índice cardíaco multifactorial de Goldman (tabla 3).[15, 16, 17]

Calificación de GOLDMAN		Calificación de DETSKY	
Variable	Ptos	Variable	Ptos
Edad >70 años	5	Edad >70 años	5
Cardioinfarto <6 meses	10	Cardioinfarto <6 meses	10
ECG: ritmo no sinusal o extrasístoles ventriculares	7	Cardioinfarto <6 meses	5
Extrasístoles ventriculares (>5 p.m.)	7	Angina inestable <3 meses	10
Ingurgitación venosa yugular o ritmo galopante	11	Edema pulmonar en <1 semana	10
Estenosis aórtica	3	Edema pulmonar en el pasado	5
Cirugía de urgencia	4	Ritmo sinusal y extrasístoles auriculares	5
Cirugía de tórax, abdominal o aórtica	3	Ritmo no sinusal y extrasístoles ventriculares	5
Mal estado orgánico general	3	CCS clase III	10
		CCS clase IV	20
		Estenosis aórtica severa	20
		Cirugía de urgencia	10
		Mal estado orgánico general	5
Puntos totales posibles	53	Puntos totales posibles	

Tabla 3- Índice multifactorial de Goldman.

Este índice fue creado en 1977 por Goldman y colaboradores a partir de un estudio realizado en 1.001 pacientes que serían sometidos a procedimientos quirúrgicos no cardíacos, identificando nueve factores importantes de riesgo a los cuales se otorgó un puntaje según su importancia relativa en la mortalidad posoperatoria de causa cardíaca (tabla 3).

Al obtener el puntaje total se establecieron cuatro categorías de riesgo, tomando en cuenta que a mayor puntaje mayor probabilidad de sufrir muerte súbita en el periodo posoperatorio; con este dato Goldman logró predecir la evolución posterior del 81% de los pacientes estudiados.

Desde el punto de vista clínico, una manera de valorar la capacidad funcional obtenida por medio del interrogatorio es utilizar los requerimientos calculados de energía para varias actividades (figura 5).[18]

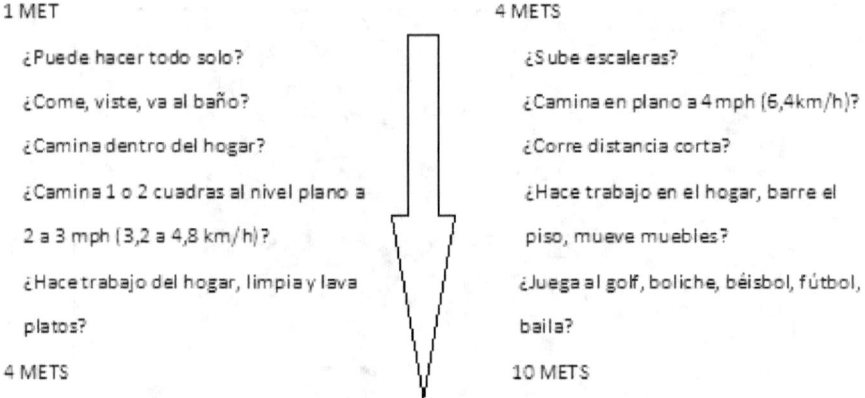

Figura 5- Requerimientos de energía para diferentes actividades en la valoración cardiovascular perioperatoria para cirugía no cardiaca. METS = equivalentes metabólicos. Tomada de Flecher GF. Duke activity status index.

La columna vertebral deberá ser explorada en su trayectoria, sobre todo en la región lumbar ya que es indispensable detectar desviaciones y deformidades, así como infecciones de la piel que contraindiquen la anestesia regional.[19]

La exploración neurológica puede ser breve en personas sanas recordando que la paciente embarazada con enfermedad toxémica presenta aumento de los reflejos osteotendinosos.

EXÁMENES DE LABORATORIO

Dentro de los exámenes de laboratorio más importantes el anestesiólogo debe contar con exámenes actualizados de biometría hemática.

Se solicitarán otras pruebas como el examen general de orina, química sanguínea y prueba de coagulación, si es posible, éstas, con una vigencia menor de 24 horas.

La tendencia es solicitar cada vez menos pruebas de laboratorio, la mayoría de las cuales se deben basar en los antecedentes del paciente.

PRUEBAS DE FUNCIÓN PULMONAR

Ya que las pruebas de función pulmonar son relativamente insensibles y costosas, no se recomiendan de manera rutinaria para los fumadores y otros pacientes con enfermedad subyacente.

En la mayoría de los casos, el interrogatorio, auscultación y radiografía torácica son suficientes para formular un plan anestésico.

8 INTERCONSULTAS PRE-OPERATORIAS CON OTROS ESPECIALISTAS

Las consultas pre-operatorias se clasifican en dos categorías principales:

1- Los casos para los que se necesita más información o experiencia con el fin de establecer o cuantificar un diagnóstico con consecuencias para el manejo anestésico.

2- Pacientes en quienes se conoce el diagnóstico, pero se necesita una mayor valoración tratamiento para optimizar su situación médica antes de la intervención.

Un ejemplo del primer tipo de referencia sería pedir a un cardiólogo que valore a un hombre de 50 años con inicio reciente de dolor precordial de esfuerzo.

Enviar pacientes con diabetes, hipertensión o asma, quienes no han sido controlados en forma adecuada, con un médico clínico es un buen ejemplo del segundo tipo de consulta.

Antes de dar por finalizada la valoración pre-anestésica es necesario hacer la planeación del método anestésico más seguido en cada caso explicando al paciente los pros y contras de la técnica anestésica seleccionada infundiéndole seguridad tanto en el acto anestésico quirúrgico como en el personal involucrado para tal fin.[20]

Es necesario hacer hincapié en que el éxito de la visita pre-anestésica depende fundamentalmente del manejo psicológico de la ansiedad, ya que el paciente tranquilo y cooperador augura un final feliz.[21, 22]

Chistes médicos:

Un paciente se despierta después de la anestesia, y ve a un señor a su derecha y le pregunta: -Doctor, ¿todo salió bien en la operación? Y el señor le responde: - A ver, yo no soy su médico, soy San Pedro, y segundo esto no es un hospital, es el cielo.

-Doctor, doctor, estoy muy nervioso, es la primer operación a la que me someto en mi vida. —Tranquilícese, que este es mi primer procedimiento anestésico...

Doctor en la urgencia de un hospital: -Familiares del señor Cosme! —Si somos nosotros. —Vamos a necesitar una plaquita para su familiar. — ¿Radiológica doctor? —No, de mármol.

-Doctor, se pueden tener hijos después de los 40? —Personalmente, señora, yo creo que con cuarenta hijos es suficiente...

9 CONCLUSIÓN

La valoración pre-anestésica en hospitales y clínicas de baja complejidad es el elemento o herramienta esencial del tratamiento anestésico del paciente.

El entorno del ejercicio profesional puede tener una importante función en el tipo de paciente y procedimiento pero no debe disminuir la calidad de la atención en un paciente dado.

El médico deberá realizar un buen triage para saber qué paciente se beneficiará y podrá operarse en hospitales y clínicas de baja complejidad, dependiendo de una buena valoración pre-operatoria, teniendo en cuenta siempre la seguridad de la salud e integridad del mismo.

No se recomienda abordar procedimientos anestésicos en hospitales y clínicas de baja complejidad con pacientes ASA III (tres), ni tampoco cirugías de tiempo muy prolongado y de mucho intercambio de fluidos.

Tener presente que la necesidad de contar con sangre está siempre latente, y no arriesgarse ni embarcarse en cirugías que se sospecha habrán sangrados importantes, si no contamos con un apoyo logístico de hemoderivados.

Escribir, escribir, y escribir siempre; todos los datos del paciente, tanto en la valoración pre-anestésica, como así también en la hoja de anestesia en quirófano, teniendo todo registrado muchas veces se evitan problemas médico legales y ayudamos a otros colegas del equipo a saber fehacientemente que se le realizó a un paciente en particular. Por ejemplo dejar sentado una intubación dificultosa no prevista, etc.

Recordar siempre que todo procedimiento anestésico se puede llegar a

complicar, entonces prepararse con todas las herramientas que tenemos a
mano.

10 REFERENCIAS BIBLIOGRÁFICAS

1- American Society of Anesthesiologyst. New classification of physical status anesthesiology. Estados Unidos, 1963, 24:111.
2- Pasternak LR. The task force on pre anesthesia evaluation. Practice advisory for pre anesthesia evaluation. Anesthesiology 2002; 96: 485-96.
3- American Society of Anesthesiologyst. Basic standars for pre anesthesia care. Guidelines and statements. 2002. p.s.
4- American Society of Anesthesiologyst. Guidelines for ambulatory anesthesia and surgery. Guidelines and Statements, section II A. 2002. p. 18.
5- Haberkrn Ch M y Lecky J H. Evaluación pre-operatoria y la clínica de la anestesia. En: Clínicas de Anestesiología de Norteamérica. México, Interamericana, Vol. 4, 1996, 554-555.
6- Leonel Canto Sanchez. Anesthesia obstétrica. Manual Moderno, México, 2001; 5: 52.
7- López A. Fundamentos de Anestesiología. La prensa médica Mexicana, 1988, 1-15.
8- Mallampati SR, Gatt SP et al. A clinical sign to predict difficult tracheal intubation. A retrospective study. Can Anaesth Soc J, 1985; 32:429.
9- Sansoon GL, Young SR. Difficult tracheal intubation: a retrospective study. Anesthesia 1987; 42-487.
10- Rocke DA, Murray W. Relative risk analysis of factors associated with difficult intubation in obstetric anesthesia. Anesthesiology 1992; 77: 67-73.
11- ASA Practice Guidelines for Management of the difficult Airway, Anesthesiology 1993; 78: 597-602.
12- Wilson E, Spiegelhater D, Robertson JA, Lesser P. Predicting

difficult intubation. Br J Anesthesiol. 1988; 61: 211-216.

13- Wikinski J. La visita preanestésica. En: Aldrete J. Anestesiología teórico-práctica. Salvat, 1994: 333-357.

14- Baduer N, Nielson W, Munk S et al. Preoperative anxiety: Detection and contributing factors. Can J Anaesth 1990; 37:414.

15- Detsky AS, Abrams HB et al. Predecting cardiac complications in patients undergoing non-cardiac surgery. J Intern Med 1986; 4:211.

16- Goldman L, Multifactorial risk index at ten years. Anesthesiology 1987; 1: 231.

17- Fleisher L. Evaluación Preoperatoria. En: Barash P. Anestesia Clínica. Mc Graw-Hill Interamericana, 1988:523-542.

18- Pastor Luna, Anestesia en el Cardiópata. Mc Graw-Hill Interamericana, 2004: 13.

19- Morgan E, Mikhail M. Anestesiología Clínica. Editorial El Manual Moderno, México, 1995: 741-777.

20- Clínicas de Anestesiología. Valoración Preoperatoria. Mc Graw-Hill Interamericana, 2004, 4: 129-140.

21- James Duke, M.D., Secretos de la Anestesia. Segunda Edición. Mc Graw-Hill Interamericana, México, 2003; III: 85-94.

22- Miguel Angel Paladino y col. Farmacología para Anestesiólogos e Intensivistas. Fundación Anestesiológica de Rosario, Argentina, 2001: 19-84.

23- www.fibroanestesia.com. Web médica acreditada.

24- http://anestesiologos.blogspot.com

SOBRE EL AUTOR

El autor de esta obra se recibió de médico en la Universidad Nacional de Córdoba, Argentina. Realizó la residencia médica de anestesiología en el Hospital Nacional de Itauguá, postgrado de Anestesiología de la Universidad Nacional de Asunción; se desempeña actualmente como médico anestesiólogo en el Hospital Central de IPS, Hospital Nacional de Itauguá y Hospital Regional de Luque, Paraguay.
También como tutor de residentes de anestesiología en dichos hospitales y coordinador de residentes de segundo año del postgrado de Anestesiología de IPSC dependiente de la Universidad Católica de Asunción.

www.ingramcontent.com/pod-product-compliance
Lightning Source LLC
Chambersburg PA
CBHW060344290526
45791CB00004B/1526